AF468952

GUIDE

DES

MÈRES ET DES NOURRICES

LETTRES D'UN VIEUX MÉDECIN

PAR

LE DOCTEUR A. GILBERT

> La santé de l'homme est incessamment aux prises avec l'ignorance, et cette lutte commence dès les premiers instants de la vie.
>
> HARTLAUB.

> La mère a le devoir d'allaiter son enfant; la nature en a fait d'ailleurs une fonction physiologique.
>
> (*Discours de* M. HUSSON *à l'Académie de médecine.*)

Ouvrage couronné par la Société protectrice de l'Enfance.

PRIX : 2 FRANCS

PARIS

P. ASSELIN, SUCCESSEUR DE BÉCHET JEUNE ET LABÉ

LIBRAIRE DE LA FACULTÉ DE MÉDECINE

Place de l'École-de-Médecine

1870

GUIDE

DES

MÈRES ET DES NOURRICES

LETTRES D'UN VIEUX MÉDECIN

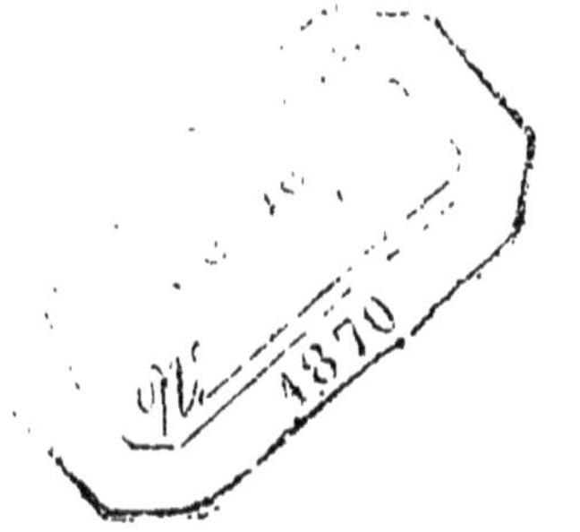

GUIDE

DES

MÈRES ET DES NOURRICES

LETTRES D'UN VIEUX MÉDECIN

PAR

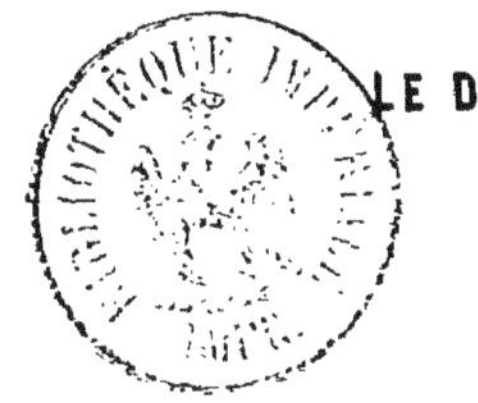

LE DOCTEUR A. GILBERT

> La santé de l'homme est incessamment aux prises avec l'ignorance, et cette lutte commence dès les premiers instants de la vie.
>
> HARTLAUB.

> La mère a le devoir d'allaiter son enfant; la nature en a fait d'ailleurs une fonction physiologique.
>
> (*Discours de* M. HUSSON *à l'Académie de médecine.*)

Ouvrage couronné par la Société protectrice de l'Enfance.

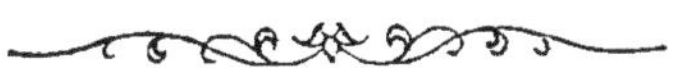

PARIS

P. ASSELIN, SUCCESSEUR DE BÉCHET JEUNE ET LABÉ

LIBRAIRE DE LA FACULTÉ DE MÉDECINE

Place de l'École-de-Médecine

—

1870

AVANT-PROPOS

On peut dire que la question de la mortalité des nouveau-nés en France est passée du tribunal de l'Académie de médecine au tribunal de l'opinion publique : les détails incroyables et révoltants révélés par les enquêtes, et surtout cette douloureuse et lugubre statistique qui commence à 90 pour cent pour arriver à 27 pour cent comme chiffre exceptionnellement favorable dans cette mortalité, ont frappé les plus indifférents ! On a compris qu'il y avait là, à côté de la question d'humanité, une question d'avenir, presque d'existence, pour la nation. On s'est ému de voir fleurir et prospérer au grand jour une industrie cupide, meurtrière, presque sauvage, souvent criminelle au point d'abriter derrière elle l'infanticide ! et l'agitation soulevée par cette question est telle aujourd'hui que la solution n'en peut plus être ajournée ; l'industrie dite *nourricière*, telle qu'elle existe, doit disparaître, et les lieux où elle s'exerce sont des repaires qu'il faut vider à tout prix et sans perdre de temps !

Quant aux moyens propres à atteindre ce but, nous sommes de ceux qui croient peu à l'efficacité des règlement administratifs, dont les plus importants et les mieux conçus sont si souvent frappés de stérilité dans leur application ; et la Société protectrice de l'enfance nous semble avoir adopté la seule voie qui puisse conduire à des résultats sérieux. Ce qu'il faut, en effet, c'est rendre à l'allaitement maternel la place qu'il doit occuper dans l'éducation des enfants; c'est faire comprendre à toutes les mères qu'il y a pour elles honneur et profit à nourrir de leur lait le fruit de leurs entrailles ; c'est suivre avec sollicitude celles qui acceptent cette mission, vulgariser les conseils et les instructions qui peuvent leur être utiles, récompenser celles qui s'en montrent dignes; enfin, c'est faire la guerre aux abus, les dénoncer et les poursuivre sans trève ni merci.

Puisse cette société rencontrer partout et auprès de tous l'appui et les encouragements auxquels elle a droit! Puisse-t-elle déjà, dans le nombre des médecins qui répondront à l'appel de son concours, trouver une preuve nouvelle du sympathique intérêt qui s'attache à son œuvre !

Pour nous, nous nous sommes efforcé de nous con-

former autant que possible à la lettre même de la question posée : « Résumer dans la forme la plus élé-
» mentaire, la plus concise, la plus pratique et en
» même temps la plus attrayante, les avantages de
» l'allaitement maternel, les conséquences déplorables
» de l'industrie nourricière et de l'allaitement artifi-
» ciel, les préceptes de l'hygiène de l'enfant jusqu'à
» l'époque du sevrage, et les instructions les plus utiles
» aux mères et aux nourrices pour l'accomplissement
« de leur mission. »

Nous avons toujours cherché à formuler nos conseils de la façon la plus brève et la plus nette, et en les présentant sous forme de *lettres*, nous avons espéré qu'ils seraient plus facilement lus et plus facilement compris. Nous avons recueilli nos matériaux partout, et surtout dans les récentes discussions que la question a soulevées. Nous nous sommes abstenus de faire de la science ou de viser à l'originalité : les choses utiles à savoir en cette matière sont aujourd'hui bien établies et suffisamment sanctionnées par l'expérience, et il ne leur manque que d'être connues des personnes mêmes auxquelles elles seraient profitables. Enfin nous nous sommes montré fort sobre de formules ou de petits moyens thérapeutiques ; car nous redoutons singulièrement l'usage abusif qu'on est rop porté à en faite, et nous ne croyons pas qu'il puisse être donné, pour les cas épineux, de meilleur conseil que celui de recourir à l'avis du médecin.

Givet, le 1er août 1869.

PREMIÈRE LETTRE

MADAME,

Désormais le doute n'est plus possible pour vous : l'enfant que vous portez dans votre sein a tressailli ! Il vit donc ! Dans quelques mois il vous sera donné de l'embrasser ; et, tandis que cette certitude se faisait en votre esprit, vous avez senti se glisser en votre âme des émotions que vous n'aviez pas connues jusqu'à ce jour : l'entrée en ce monde de ce cher petit être, ses premiers cris, sa faiblesse, ses besoins et les soins spéciaux qui doivent lui être prodigués..... toutes ces chères et anxieuses pensées, dont votre cœur aimant ne sait assez se repaître, sont venues vous assaillir avec une force nouvelle et vous ont presque troublée. Vous souvenant alors du vieux médecin qui fut l'ami de votre famille, vous m'avez confié vos désirs, vos scrupules, vos craintes, et vous avez demandé à mon dévouement plutôt qu'à mon expérience les conseils les plus pratiques, dont une jeune mère peut avoir besoin.

Or, pour que ces conseils vous soient réellement profitables, permettez-moi de les prendre d'un peu loin ;

car, du moment qu'une femme a conçu, elle ne s'appartient plus : ses habitudes, son régime, son hygiène doivent être subordonnés à l'enfant qu'elle porte en elle, et tendre à amener sa naissance dans les conditions les plus favorables.

Vous devez d'abord éviter soigneusement toutes les émotions morales profondes, tristes ou autres, vous détourner de ces infirmités hideuses que l'on ne rencontre que trop souvent, mais sans ajouter foi aux contes absurdes que les commères débitent au sujet de leur influence sur le fruit de la grossesse.

Mettez de côté toute coquetterie ou bienséance inopportune, tenez-vous dans des vêtements amples, faciles, qui n'exercent aucune compression sur le ventre ni sur la poitrine. Que vos seins soient soutenus, mais librement ; veillez soigneusement à ce que le mamelon ne soit pas déprimé, qu'il ait les proportions voulues pour être facilement saisi. S'il est trop peu saillant, il faut l'exciter doucement, le tirailler légèrement, mais souvent, y faire pratiquer des succions soit avec une ventouse destinée à cela, soit par une personne de confiance. Les seins en entier doivent être spécialement garantis du froid et recouverts de linge doux et sec.

Satisfaites autant que vous le pouvez au besoin que vous éprouvez de respirer un air pur et frais; éloignez de vous les substances odorantes et particulièrement les flacons chargés de sels, plus nuisibles qu'utiles; évitez surtout les soirées, les spectacles et toutes les réunions nombreuses où l'atmosphère est toujours plus ou moins viciée.

Que vos repas soient réguliers, vos aliments faciles à digérer; gardez-vous de vous surcharger l'estomac pour le ridicule motif qu'une *femme enceinte doit manger pour deux*; résistez aux désirs bizarres que, dans votre position, on éprouve souvent pour diverses substances non digestives, et ne croyez nullement à la fâcheuse influence que l'on prête à la non-satisfaction de ces goûts extraordinaires.

Ne traitez légèrement aucun trouble de votre santé : la diarrhée persistante, la constipation, la difficulté d'uriner, une toux sèche et opiniâtre peuvent avoir pour vous de graves conséquences. Vous devez leur opposer les petits moyens que tout le monde connaît; mais pour peu qu'ils résistent, consultez immédiatement un médecin.

Les grands bains tièdes ne peuvent avoir d'inconvénients que si on en abuse : aussi je vous les recommande comme le meilleur moyen de calmer le sentiment de lassitude et de malaise qui rend si pénible la première partie de la grossesse; c'est encore une précieuse ressource contre les mouvements trop violents de l'enfant, qui s'apaisent souvent d'une façon remarquable dans le bain.

Il en est de même pour les exercices qui, modérés, sont aussi favorables qu'ils deviennent nuisibles quand ils sont portés à l'excès. Abstenez-vous de danser, de chanter, de porter des fardeaux, etc.; mais les promenades à pied et, quand on le peut, dans une voiture bien douce, ont des avantages qu'on ne comprend pas assez. Vous devez descendre les escaliers avec beaucoup de précautions, et en apporter dans tous les exercices où vous êtes exposée à faire quelque chute.

Pour votre sommeil, ayez une chambre suffisamment grande, exposée vers le midi autant que possible, et dont il soit facile de renouveler l'air. Que votre lit ne oit ni trop mou ni trop dur. Soyez-y modérément couverte, repoussez les lourds édredons, et tenez vos rideaux largement ouverts. Couchez-vous de bonne heure, mais gardez-vous de rester au lit plus que votre sommeil ne le demande : une telle habitude amollit, énerve, provoque des transpirations débilitantes et, à la longue, des accidents nerveux sérieux.

Enfin, ne voulant vous laisser aucun doute, je dois répondre à toutes les préoccupations possibles de votre esprit. C'est pourquoi je termine en vous disant que les droits du mari ne sont point suspendus par la grossesse de sa femme, et que, si la modération dans leur usage doit être plus rigoureuse encore qu'en d'autre temps, leur suspension trop absolue pourrait avoir une influence défavorable sur le moral des deux époux.

DEUXIÈME LETTRE

La question capitale pour une mère, celle qui vous préoccupe le plus et à bon droit, c'est, madame, la question de l'allaitement. Je veux donc m'y arrêter tout d'abord, et d'autant plus longuement que j'aurai à combattre plusieurs de vos appréciations sur ce point.

Vous pensez, en effet, ne pas nourrir vous-même votre enfant; vous craignez que votre santé ne vous le permette pas, que votre lait ne soit ni assez riche ni assez abondant; vous invoquez vos occupations, des précédents, l'exemple des autres, etc. Que sais-je? D'autre part, appréciant les difficultés inhérentes au choix et au maintien à domicile d'une nourrice, vous songez au biberon, et vous osez arrêter votre esprit sur la possibilité de recourir à l'allaitement artificiel!...

Je veux vous prouver que la nature, que votre bonheur, votre santé, que la société, tout enfin vous fait un devoir d'allaiter vous-même votre enfant; que c'est pour celui-ci presque une question de vie; que l'allaitement par une nourrice ne peut y suppléer complétement, et présente infiniment plus d'ennuis, qu'enfin l'élevage au biberon entraine les dangers les plus graves, et, sauf la plus impérieuse nécessité, doit être proscrit d'une façon générale. Je vous citerai à ce sujet quelques chiffres qui vous feront frémir, et nous examinerons ce que valent au fond les objections que vous me présentez.

« Le sein de la femme n'est pas un vain ornement, » dit le docteur Hubert (de Louvain), et Dieu, en y » plaçant une source de vie, a voulu que cette source » coulât. » C'est-à-dire, madame, que la nature veut que l'être qui s'est formé de votre sang, qui en a vécu exclusivement pendant neuf mois, continue pendant de longs mois encore à puiser à ce sang le plus important de ses éléments de vie. C'est dans ce but qu'elle a déjà éveillé dans vos seins tout un travail nouveau et qui deviendra de plus en plus évident à mesure que le moment de la naissance approchera; que, par une série de modifications et de phénomènes particuliers, il y apparaîtra un liquide qui sera admirablement approprié à l'estomac du nouveau-né, renfermera tous les matériaux propres à le nourrir, se modifiera chaque jour en qualité et en quantité pour satisfaire à tous ses besoins, s'entretiendra d'autant mieux qu'il en usera davantage, et ne doit disparaître que quand celui auquel il est destiné pourra y renoncer sans danger.

Dès lors, madame, n'est-il pas évident que vous devez votre lait à votre enfant au même titre que votre sang, et qu'il lui appartient d'autant plus qu'aucun autre aliment ne peut lui tenir lieu de celui-là ? Chose triste à remarquer, il n'est aucune femelle qui refuse de laisser téter ses petits ; seul, l'enfant de la femme se voit écarté de la mamelle qui lui est destinée, et cela pour les motifs les moins sérieux, et parfois les moins avouables.

La récompense, cependant, ici, comme toujours, se trouve à côté du devoir accompli, et est bien capable de séduire, à quelque point de vue que l'on se place. Vous parlerai-je du bonheur de garder sans cesse auprès de vous, contre vous, presque en vous, de pouvoir inonder de votre amour ce cher petit être que chacun des soins qu'il réclamera de vous, vous rendra plus cher, et à qui, avec son aliment de vie, votre sein versera ce que Lamartine a si bien appelé « le lait de votre âme ? » Vous avez vu bien des fois, sans doute, une chatte qui allaite : elle quitte son nid avec peine ; elle y revient avec empressement ; elle y entre en poussant de doux ronronnements de plaisir ; elle s'étend, et, les yeux fermés, lèche avec une infatigable tendresse les petits auxquels elle se livre, et qu'elle semble solliciter à venir prendre son lait. En présence de cette scène, au charme qu'on éprouve à la contempler, qui pourrait douter des joies indicibles réservées à la mère qui nourrit son enfant de sa mamelle ?

C'est apparemment dans ce bonheur profond, calme et vrai qu'il faut chercher la cause de l'attachement que les nourrices, dignes de ce nom, contractent pour les nourrissons qui leur sont confiés ; et l'explication des effets salutaires de l'allaitement sur la santé des femmes qui nourrissent : toujours est-il que celles-ci sont moins exposées aux maladies puerpérales, métrites, métropéritonites, fièvre purulente, etc..., et même aux affections chroniques de la matrice et des mamelles ; pertes blanches, engorgements, dégénérescences cancéreuses, qui empoisonnent les dernières années de tant de femmes !

D'ailleurs, d'une façon générale, la femme qui ne nourrit pas arrête chez elle le jeu d'une fonction que la nature tend énergiquement à y établir ; elle détourne du sein une poussée de vie (si je peux dire ainsi) qui, refoulée de son siége véritable, doit se porter vers une autre région, vers d'autres organes, et c'est ainsi qu'ordinairement se produisent ces redoutables accidents désignés sous le nom d'*épanchement de lait*, qui peuvent emporter la malade en quelques jours ; ou ne l'épargnent qu'au prix d'infirmités douloureuses et incurables. Par contre, la fièvre dite *de lait*, qui marque le troisième jour des couches est d'autant moins vive que l'enfant a été présenté plus tôt au sein, et elle est presque nulle chez les femmes qui ont allaité quelques heures après leur accouchement.

Au point de vue de la santé de votre enfant, madame, je l'ai dit, rien, entendez-vous bien, rien ne peut remplacer l'aliment que la nature a elle-même élaboré à son intention.

Quel autre, en effet, sera jamais aussi parfaitement adapté à sa constitution, à ses organes, que celui qui renferme les mêmes principes que le sang qui a servi à leur formation?

C'est ce que l'expérience a prouvé depuis longtemps, et nombre de faits établissent qu'une mère, même de constitution médiocre, est généralement préférable à la plus belle nourrice ; tandis que des nourrices dont les enfants sont superbes de santé, ne font que de médiocres sujets avec les nourrissons qui leur sont confiés.

D'un autre côté, tout le monde sait combien le lait est sensible aux impressions morales de la femme : qu'une colère, une frayeur suffisent parfois pour le troubler profondément et le rendre nuisible. En revanche, il est raisonnable d'admettre que les douces joies de la maternité doivent avoir sur lui l'influence la plus favorable et le rendre aussi bienfaisant que possible, et les faits dont nous venons de parler en seraient également la preuve; car c'est précisément au sein des nourrices, qui ne témoignent que peu d'attachement à leurs nourrissons, que l'on remarque que ces derniers profitent peu.

Par sa nature, d'ailleurs, le lait maternel répond merveilleusement à tous les besoins de l'enfant, non-seulement il renferme tous les matériaux les plus propres à le nourrir, les plus faciles à digérer pour son frêle estomac; mais ces matériaux se modifient, se transforment, se développent de jour en jour, de façon à répondre à toutes les nécessités. Ainsi, immédiatement après l'accouchement, il est légèrement purgatif, et convient précisément pour faire rendre au nouveau-né des matières qui sont restées dans l'intestin et qui doivent être évacuées. A partir de ce moment, au fur et à mesure que les organes se fortifient et permettent une alimentation plus substantielle, le lait devient plus riche et plus nourrissant. Il semble même qu'il se développe davantage, à mesure que l'enfant s'en abreuve plus largement; il devient d'autant plus abondant qu'il est pris plus souvent, et les nourrices qui donnent le sein à tout instant et sans discernement, voient leur lait affluer de faéon à s'épancher spontanément ou à la seule approche des nourrissous, et même à provoquer des engorgements plus ou moins sérieux de la mamelle.

Mais une autre particularité bien remarquable, c'est que sa richesse même augmente par le tèt : ainsi le lait qui a séjourné quelque temps dans le sein devient plus clair, plus aqueux, moins nourrissant, et le lait pris d'abord dans une allaitation est moins riche que celui qui est pris en dernier lieu. De cette façon, les repas sont parfaitement reçus par l'estomac, qui ne prend les principes alimentaires à digérer que suivant une gradation; et quand il devient utile de donner à l'enfant un lait plus léger, il suffit de mettre plus d'intervalle entre les moments où on le lui donne.

Enfin, dans le sein, le lait conserve la même température, celle qui répond le mieux à sa facile digestion. il est à l'abri des mille influences extérieures qui font fermenter ou rendent acide le lait du biberon, et il ne subit que le contre-coup des influences morales sur lesquelles nous aurons encore à revenir.

TROISIÈME LETTRE.

Il est vrai, madame, que quelques-uns des avantages de l'allaitement maternel se rencontrent dans l'allaitement par une bonne nourrice, et si l'on se trouve dans l'impossibilité absolue de donner à l'enfant le lait qui lui convient le mieux, c'est-à-dire le lait de sa mère, on doit chercher à le remplacer par un autre qui s'en rapproche autant que possible, c'est-à-dire par le lait d'une femme récemment accouchée. Mais, comme le dit fort bien le docteur Donné, une nourrice est une nécessité qu'il faut savoir accepter, mais non choisir de préférence, quand aucune raison importante ne vous l'impose.

En effet, il est d'abord de la plus haute importance pour vous de faire un choix convenable, et quand nous examinerons quelles sont les conditions que doit présenter une bonne nourrice, vous comprendrez l'extrême difficulté d'en pouvoir rencontrer une.

Mais avec la meilleure même, vous ne pouvez vous départir d'une surveillance de toutes les heures, ni échapper aux inconvénients que présentent les nourrices mercenaires.

La seule présence d'une nourrice étrangère dans un

ménage est souvent une cause d'embarras pour son installation, d'ennuis pour les maîtres comme pour les serviteurs, par son humeur, ses caprices, ses exigences avec lesquelles on se croit obligé de compter.

Puis, cette femme, qui pour venir nourrir votre enfant a dû se séparer du sien, de son mari, de son intérieur, de ses amitiés, peut emporter des regrets, des inquiétudes, un chagrin capable d'affecter son moral et de nuire aux qualités de son lait. Ajoutez à cela que le changement d'air, d'habitudes, de régime, bien que plus conformes souvent à une saine hygiène, n'ont pas toujours une influence immédiate favorable ; que la santé de cette nourrice peut en souffrir, et qu'il n'est pas impossible qu'elle voit tout à coup son lait se tarir.

Dans ces conditions, vous aurez à craindre qu'elle ne porte pas à l'enfant que vous lui confiez cette affection dévouée qui ne permet aucune négligence et qu'aucun soin ne rebute.

Le plus ordinairement, il est vrai, la nourrice s'attache à son nourrisson ; mais alors même, accouchée depuis un temps plus ou moins long, elle ne peut lui offrir ce lait spécial des premières heures et des premiers jours ; vous devrez veiller à ce qu'elle apporte dans les soins qu'elle doit rendre l'intelligence et la fermeté désirables, à ce qu'elle ne mette pas l'enfant au sein chaque fois qu'il crie, à ce qu'elle ne l'accoutume pas à s'endormir sur ses genoux, à ce qu'enfin elle ne le forme pas à cette petite tyrannie, si prompte à s'établir, si difficile à dompter plus tard, à ce que, surtout la nuit, elle ne se hasarde jamais à le coucher auprès d'elle.

Sa santé même sera une autre source d'inquiétudes

pour vous; car la crainte d'être renvoyée, une fausse honte ou quelque autre motif la portera à dissimuler des indispositions, des dérangements qui peuvent nuire aux qualités de son lait, tels qu'une constipation opiniâtre, une diarrhée abondante, le retour de ses règles, et vous serez obligée, si vous voulez éviter toute surprise, d'examiner le linge et de surveiller les excrétions de cette femme.

Vous êtes encore exposée à ce que, pour masquer la pauvreté de son lait ou sa diminution, elle tente un commencement de sevrage en dépit de vos efforts; à ce qu'elle donne secrètement à l'enfant un autre aliment que son lait, ou bien à la voir au contraire entraver ou compromettre le sevrage quand il sera devenu utile, dans le but de prolonger les avantages de sa position.

Je ne vous parlerai pas des regrets d'un époux, d'un amant, des tentatives faites pour le revoir, tentatives que la surveillance la plus scrupuleuse ne parvient pas toujours à déjouer ; je n'oserai même arrêter votre pensée sur une éventualité monstrueuse, rare, grâces à Dieu, mais qui malheureusement ne s'est rencontrée que trop encore, et qui livrerait l'objet de votre amour aux mains lascives d'une nourrice dépravée!

Enfin, une considération que je ne crois pas devoir passer sous silence, c'est l'attachement que le nourrisson de son côté témoigne à la femme dont il suce le lait; c'est à elle qu'il adresse naturellement ses premiers sourires, ses premières caresses, et croyez bien que ce n'est pas une petite expiation pour la mère, que ces préférences du fruit de ses entrailles pour l'étrangère qu'elle s'est elle-même substituée.

Mais l'allaitement pour les nourrissons a des conséquences d'un autre ordre, et qui, bien qu'elles ne vous concernent pas, madame, d'une façon directe et spéciale, sont d'une gravité qui mérite de fixer l'attention de tout le monde.

La femme qui vient à votre foyer pour nourrir votre enfant abandonne le sien à tous les périls de l'allaitement artificiel et de l'insuffisance de soins. Le docteur Monnot a établi par des documents officiels que, dans le Morvan, la mortalité des enfants appartenant aux nourrices qui les laissent au pays pour se rendre à Paris est telle qu'en dix ans, la population totale de cette contrée est tombée de 13,188 à 12,628 habitants!

Si cette femme est mariée, elle doit, pour un laps de temps fort long, quitter son mari, qui reste livré aux ennuis d'un faux veuvage, à des sollicitations de désordre qui augmentent à mesure que son isolement se prolonge; pendant qu'elle-même contracte dans sa nouvelle position, des habitudes de bien-être dont la privation lui sera pénible, et qui lui feront redouter le moment où elle devra retourner auprès des siens. Le séjour de la ville ne lui aura peut-être pas appris que cela, et il est fort à craindre que, chez elle aussi, la fidélité conjugale ne reçoive de rudes atteintes!

Le danger est plus grand encore pour les filles mères, qui trouvent dans les centres populeux des entraînements bien autres que ceux qui les ont fait trébucher au village. Les unes ne craignent pas de chercher dans une nouvelle grossesse un moyen de récupérer une nouvelle position de nourrice; le plus grand nombre, qui ne retrouveraient chez elles que la honte sans la famille, restent dans les villes où elles sont venues, et trop souvent vont grossir le chiffre des malheureuses que la débauche traîne des lupanars dans les hôpitaux !...

Ainsi la mortalité plus grande des enfants, l'adultère et ses suites, l'inconduite pour les jeunes filles, l'émigration d'une partie des habitants de la campagne vers les villes, telles sont les causes qui, dues à l'industrie des nourrices, contribuent pour la part la plus large à amener ce dépeuplement des provinces, dont les désastreuses proportions alarment les personnes qui s'intéressent aux questions d'avenir !

Il est vrai que j'ai supposé jusqu'ici que vous gardiez auprès de vous la nourrice de votre enfant, sous la garde de votre œil maternel. Si malheureusement il ne pouvait en être ainsi, il faudrait tout au moins qu'elle fût assez rapprochée pour rester soumise à une incessante surveillance; car, si votre sollicitude ne suffit qu'à grand'peine, chez vous, à épargner à votre enfant les inconvénients d'une nourrice mercenaire, que sera-ce, quand à un manque absolu de contrôle se joindront les dangers de l'élevage à la campagne sur lesquels j'aurai bientôt à revenir?

QUATRIÈME LETTRE

Vous le voyez, madame, les inconvénients de l'allaitement par une nourrice sont nombreux et sérieux, et c'est sans doute parce que vous les avez pressentis, que votre pensée s'est tournée vers l'allaitement au biberon, au sujet duquel vous me demandez mon opinion.

Mon opinion, aujourd'hui partagée par la très-grande majorité des personnes qui se sont occupées de cette question, c'est que l'allaitement au biberon est un procédé déplorable, que toute l'intelligence et tout le dévouement d'une mère suffisent si peu à corriger, qu'il y a quelque temps le docteur Decaisnes déclarait que « tout enfant de la classe pauvre, élevé au biberon à Paris, est presque à coup sûr un enfant mort » ; et qu'enfin, entre des mains mercenaires, il constitue un procédé meurtrier et presque un infanticide déguisé !

Il est des enfants qui y résistent, je le sais, avec plus ou moins de bonheur, de même qu'on voit des ouvriers s'exposer impunément, au moins pendant quelque temps, aux causes de maladie les plus légitimement redoutées ; mais outre que ces rares exceptions ne peuvent être sérieusement invoquées, combien de pauvres petits êtres miraculeusement échappés à la mort, restent souffrants, infirmes, rachitiques, contrefaits ; et, irremédiablement valétudinaires, traînent la plus douloureuse et la plus amère existence !...

Il est évident, en effet, que le lait donné à votre enfant par le biberon, sera un lait qui, destiné à quelque animal (vache ou chèvre) différera notablement de celui qui lui était destiné; que la proportion de ses principes ne sera pas la même que dans le lait de la femme, et que ce ne sera que par des additions d'eau et de sucre d'une exactitude douteuse que vous parviendrez à l'en rapprocher.

Tandis que votre lait, comme nous l'avons dit, se modifie constamment, mais suivant une gradation qui se règle sur le développement de l'enfant, le lait de vache, par exemple, varie pour des causes inappréciables ou inévitables, d'un animal à l'autre, d'un jour à l'autre chez le même animal, et même (ainsi que nous l'avons observé pour le lait d'une nourrice) dans une même traite, le lait recueilli en premier lieu diffère notablement de celui qui est recueilli à la fin.

Ce lait trouve encore d'autres causes d'altération dans son transport, dans les vases où il est recueilli, dans l'élévation de la température et les temps orageux, dans le peu de soins ou de propreté des personnes aux mains desquelles il passe.

Dans son administration, il importe de lui donner une température qui se rapproche de celle du lait maternel ; il est donc indispensable de le chauffer artificiellement, opération délicate et incommode, surtout la nuit.

L'appareil auquel on a recours (et je ne parle que du

biberon, non de la timbale, que je repousse absolument), réclame, comme nous le verrons bientôt, des soins minutieux et incessants si l'on veut que le lait ne s'altère ; s'il est mal présenté, l'enfant avale de l'air avec le lait et peut contracter de la sorte des indigestions et des coliques; enfin, l'appareil peut ne pas fonctionner régulièrement, être cassé, ce qui amène toujours des retards et des embarras regrettables.

Je ne parle que pour mémoire des confusions déplorables qui ont fait trop souvent administrer aux enfants des liquides autres que celui qui leur était destiné, et qui ont amené des accidents dépolrables et d'inconsolables regrets !

Ce sont ces nombreuses sources d'altérations qui amènent presque inévitablement et en dépit de tous les soins, la chancelante santé des enfants élevés ainsi, et ce sont les ennuis qui en résultent qui poussent parfois les parents à une résolution bien autrement funeste : nous voulons parler du sevrage anticipé, et de l'essai, avant le temps voulu, d'une alimentation solide.

C'est, du reste, ce qui a lieu et dans de désastreuses proportions, partout où les mères se dérobent au premier de leur devoir.

Ne voulant ou ne pouvant élever leurs enfants auprès d'elles, elles les abandonnent à des mains mercenaires qui s'en acquittent comme elles l'entendent ; c'est-à-dire avec aussi peu d'intelligence que de conscience, et des chiffres effrayants sont là pour attester ce que vaut cette industrie, dite nourricière.

Dans les endroits où ces pauvres petits êtres sont transportés et où nulle surveillance ne pèse sur les personnes bornées, indolentes et cupides auxquelles ils sont confiés, ils trouvent réunies les influences délétères d'une alimentation artificielle totalement dépourvue de soins, d'une alimentation prématurée, et des conditions hygiéniques les plus déplorables.

Si l'on peut y avoir plus facilement du lait de bonne qualité, en revanche il est bien plus souvent corrompu par le manque de soins ; on s'inquiète peu de lui donner la température convenable, de le couper d'eau dans les proportions nécessaires, de l'administrer dans les moments où il conviendrait de le faire ; on le laisse croupir dans des vases d'une propreté douteuse, et, ce qu'on ignore trop généralement, on l'additionne parfois de *décoction* de pavots pour endormir les nourrissons et éviter leurs cris.

Mais ces malheureux enfants ne sont encore que trop tôt privés de ce lait, si mal donné qu'il soit ; pour s'épargner les exigences toujours plus minutieuses de l'allaitement au biberon, on leur donne, avant que leur frêle estomac les puisse supporter, des bouillies, des panades, des potages de toute nature auxquels on incorpore des légumes, des œufs, etc.... Ces aliments ne sont pas digérés, sont rejetés par les vomissements ou passent presque sans modifications dans les intestins qu'ils irritent, provoquent des diarrhées violentes, des coliques, de la dyssenterie, etc. Ces accidents répétés amènent l'inflammation de l'estomac et des intestins qui peuvent de moins en moins supporter un tel régime : l'enfant maigrit, dépérit, son ventre se ballonne et le petit martyr en arrive inévitablement au carreau et au rachitisme, dont les accidents l'emportent ou le laissent voué pour le reste de sa vie à d'incurables et douloureuses infirmités !

Et comme si ce n'était pas assez, à toutes ces causes de mort viennent s'ajouter celles des conditions malsaines du milieu où l'on amène ces enfants. Lorsqu'ils ne peuvent être mis au grand air, ils végètent dans des réduits obscurs, enfumés, où le jour ne pénètre qu'à grand'peine, dont l'atmosphère n'est jamais renouvelée, dans de petites chambres insuffisantes, souvent froides et humides, dans des langes et des literies imprégnés de leurs déjections et qu'on néglige de renouveler aussi souvent qu'il le faudrait; souvent même ils demeurent seuls, pleurant la faim et dépourvus de tous soins pendant des journées entières.

On ne peut, en effet, s'imaginer ce qui se passe dans certains de ces bouges : ainsi, une personne qui a miraculeusement échappé à cette épreuve de sa première enfance, le mathématicien Poisson, rapporte que les nourriciers mercenaires auxquels on l'avait confié, pour vaquer librement à leurs occupations et éviter qu'il ne fût dévoré par les animaux immondes avec lesquels ils vivaient dans une écœurante familiarité, le suspendaient, assis dans sa chaise, à un clou fixé assez haut dans la muraille, et cela pendant de longues heures et même de longues journées (1). Et cette coutume était générale parmi les gens de ce pays qui se chargeaient d'élever des enfants.

Aussi, voyons les chiffres dont je vous ai déjà parlé ; car sans vouloir, madame, faire ici de la statistique avec vous, je ne puis cependant mieux vous faire apprécier

---

(1) « Ainsi, ajoutait-il en plaisantant, je préludais de bonne heure aux études sur le pendule, qui devait tant m'occuper pendant ma vie. »

la valeur des différents modes d'élevage qu'en vous soumettant les résultats auxquels ils conduisent.

Eh bien, le maire d'une des localités où sont dirigés un grand nombre d'enfants de Paris, disait « que son cimetière était pavé de ces enfants! »

En pleine Académie, un des médecins qui se sont le plus occupés de cette question a déclaré qu'il y avait telles nourrices qui revenaient constamment à Paris chercher des enfants, qui en emmenaient toujours et qui n'en ramenaient jamais.

Les documents officiels établissent que pour les enfants envoyés par des habitants de Paris à des nourrices de campagne, il en meurt 42 sur 100 en moyenne, et ce chiffre est quelquefois dépassé.

A Strasbourg, de 1845 à 1854, d'après plus de deux mille observations d'accouchements, le docteur Willemin a constaté que parmi les enfants élevés par leurs mères, il en meurt 21 sur 100, et pour les enfants placés en nourrice 87 sur 100!

Dans le Calvados, où l'allaitement artificiel est fort répandu, il meurt 31 enfants sur 100 qui y sont soumis, et 11 seulement sur 100 que leurs mères consentent à nourrir.

A Mulhouse, les grands industriels ayant pris des dispositions pour que les enfants de leurs ouvrières, autrefois soumis à l'allaitement artificiel ou étranger, puissent être allaités par leurs mères dans certains locaux de leurs établissements, la mortalité parmi ces enfants est tombée de 43 à 27 pour cent.

D'un département à l'autre, les modes d'allaitement différents entraînent des différences semblables : il meurt en moyenne 30 enfants sur 100 dans le département d'Eure-et-Loir, tandis que dans la Creuse, où la plupart des mères nourrissent, il n'en meurt pas 11. Ce dernier chiffre se remarque également pour la ville de Cette, où cette saine coutume est générale.

Enfin, des documents publiés tout récemment, et dus au docteur Créquy et à deux sages-femmes, il résulte que 235 enfants observés ont été élevés au sein, les uns à Paris, les autres en province. Eh bien, tandis qu'il n'en meurt que 7 sur 100 des premiers, pour les seconds, soustraits à la surveillance des parents, il en meurt 22 sur 100 ! Quant à ceux qui ont été élevés au biberon, les proportions sont bien autres : sur 64 élevés tant à Paris qu'en province, il en est mort 33, plus de moitié.

Que pourrais-je ajouter, madame, à la funèbre éloquence de ces chiffres? et quelle mère un peu soucieuse de la vie de son enfant, ne se résoudrait pas à tout plutôt qu'à l'abandonner, loin de ses yeux, à l'allaitement mercenaire?

CINQUIÈME LETTRE

Vous devez être à présent convaincue, madame, qu'en allaitant vous-même votre enfant vous prenez le parti, non-seulement le plus conforme à la loi de la nature, mais aussi le plus favorable à votre repos, à votre santé, à votre bonheur, à la santé de votre enfant, et partant le plus propre à vous assurer son affection et celle de votre mari ; et le seul capable d'entretenir les joies de votre foyer !

Mais vous craignez que votre santé ne soit pas assez robuste pour le permettre ?

La chose est malheureusement possible ; mais vous ne devez vous y résoudre qu'après avoir d'abord tenté l'épreuve et pris l'avis de votre médecin. Nous avons déjà vu les heureux effets de l'allaitement sur les suite de l'accouchement ; mais il y a plus : j'ose affirmer que, contrairement à ce qu'on croit ou plutôt à ce qu'on affecte de croire, l'allaitement maternel, dirigé, avec intelligence, fortifie souvent la mère au lieu de l'affaiblir. Un praticien éminent comme accoucheur, le docteur Hubert de Louvain déclare qu'il connait des femmes qui ne se portent jamais aussi bien et n'ont jamais autant d'embonpoint que pendant qu'elles nourrissent. « Il semble, ajoute-t-il, qu'elles fassent de la *chair de lait.* »

Pour ma part, je connais une dame dont les frêles apparences ont donné à sa famille les plus anxieuses émotions pendant sa première grossesse. Eh bien, sept autres grossesses ont suivi celle-là ; elle a prétendu en allaiter elle-même les produits, et à en juger par sa santé d'aujourd'hui, elle jouira pendant de longues années encore d'un bonheur si dignement acquis ! Tous les médecins vous citeront des exemples analogues à celui-là.

Ainsi donc, vous devez offrir le sein à votre enfant dès que vous serez remise de votre accouchement, et, sauf l'avis contraire et formel de votre médecin, vous devez y persister sans crainte et sans trouble.

Mais vous craignez de n'avoir pas de lait ou de n'avoir qu'un lait insuffisant?

D'abord, votre médecin pourra déjà, dans les derniers temps de votre grossesse, vous donner quelques renseignements à cet égard par l'examen du liquide fourni par votre mamelle. Mais c'est encore à l'expérience qu'il faut ici s'en rapporter, et vous devez commencer par essayer. L'abondance du lait ne répond pas nécessairement à la grosseur des seins, et il peut être fort bon sans être très-abondant. D'ailleurs, la plus puissante sollicitation que la mamelle puisse recevoir, c'est, je ne saurais trop le répéter, la succion de l'enfant. Le docteur Didot cite une femme que son enfant, par un singulier abus, tetait encore à l'âge de 7 ans, et dont le lait n'avait jamais tari pendant ce laps de temps. Tous les ouvrages sur cette matière rapportent le fait d'une femme déjà fort âgée qui, ayant recueilli l'enfant de sa fille, lui mettait son mamelon dans la bouche pour apaiser ses cris, et qui vit le lait reparaître dans sa mamelle flétrie ! Enfin, voici un fait qui établit d'une façon bien plus frappante l'énergique stimulation exercée par le têt sur la production du lait : le véridique et consciencieux explorateur de l'Afrique centrale, le docteur Livingstone, rapporte qu'il a vu, dans des tribus qui avoisinent le Fonta-Djalon, les femmes livrées comme des bêtes de somme aux labeurs les plus pénibles, tandis que leurs maris, lâchement accroupis dans leurs huttes, gardent les enfants et les **ALLAITENT AU SEIN** ! Et l'autorité du narrateur ne permet pas de mettre en doute l'exactitude du fait.

Vous présenterez donc le sein à votre enfant, vous l'y agacerez, sans vous décourager du peu de succès des premières tentatives, sans impatience et sans trouble, en prenant garde qu'une émotion un peu vive suffit parfois à contrarier l'épanchement du liquide, et vous renouvellerez ces manœuvres tant que votre médecin n'aura pas lui-même prononcé sur leur inanité ou leurs inconvénients.

La coquetterie souffle bien aussi ses petits arguments dans cette matière délicate, et plus d'une jeune femme recule devant l'accomplissement d'un devoir pour ne pas se déformer la gorge. Une telle crainte est plus que puérile. Ce ne sont pas les seins qui fonctionnent normalement qui se déforment, et les belles Géorgiennes allaitent leurs enfants sans que cela nuise à la fermeté de leurs seins et à la beauté de leurs formes. D'ailleurs, que peut peser un souci aussi égoïste quand il s'agit d'arracher, chaque année, un nombre incalculable de victimes aux souffrances, aux infirmités et à la mort?

Votre lait peut cependant être réellement insuffisant pour l'entretien de l'enfant. Dans ce cas vous commencerez à y suppléer par du lait étranger administré avec toutes les précautions que je vous indiquerai; si cette insuffisance est trop évidente et semble ne devoir pas cesser, il ne faut pas hésiter à vous adjoindre une nourrice, mais que vous garderez auprès de vous, et tout en continuant d'allaiter vous-même. Parfois, c'est le contraire qui a lieu : pendant les premiers jours un lait de bonne qualité afflue abondamment aux seins de la nouvelle accouchée, tout semble aller à merveille, quand peu à peu, en dépit de tous les efforts, ce lait diminue et finit même par se tarir complétement. Dans ces fâcheuses circonstances, il faut vous résoudre à agir ainsi que je viens de vous le dire.

Enfin, dans d'autres cas, plus rares encore, c'est la santé de l'enfant ou celle de la mère qui exige la suspension de l'allaitement maternel. Le premier ne peut supporter cet allaitement; il rejette le liquide non digéré, souffre et dépérit; ou bien la mère maigrit, s'affaiblit, est prise de tiraillements dans la poitrine et dans le dos; il survient des sueurs, une toux sèche, et tous les symptômes de la phthisie. Alors, il faut sans tarder lui retirer son nourrisson; mais dans cette circonstance encore, c'est au médecin qu'il appartient de prononcer.

SIXIÈME LETTRE

PREMIERS SOINS A DONNER AU NOUVEAU-NÉ.

Enfin, après une pénible attente et une crise douloureuse, votre enfant est né. Voyons, madame, quels sont les premiers soins qui doivent lui être donnés (1).

Immédiatement après la naissance, quand la ligature et la section du cordon ont été faites par une personne entendue, l'enfant doit être débarrassé de l'enduit gras qui le recouvre et des souillures qu'il a recueillies pendant sa sortie. Pour cela, on frictionne légèrement toute la surface du corps avec de l'huile ou du beurre frais, on le plonge ainsi dans un bain tiède de 30 à 35 degrés centigrades, on l'y ablutionne, on le frotte doucement avec une éponge fine, en évitant de lui faire pénétrer de l'eau dans la bouche, le nez ou les oreilles; puis on le place sur les genoux d'une personne qui l'envelopp d'un linge aussi doux que possible, modérément chauffé, avec lequel on l'essuie; et on achève de le net-

(1) Une grande partie des détails qui suivent sont empruntés à l'excellente brochure du docteur Caron : *Code des Mères et des Nourrices.*

toyer avec tous les ménagements que réclame la fragilité de sa peau et de ses membres, mais avec un soin spécial aux aines, aux aisselles, entre les fesses et dans tous les replis.

Après quoi, on s'assure qu'il est bien conformé, sans infirmités, que la respiration s'exécute bien, que la langue est assez libre pour lui permettre de téter; il faut pour cela qu'elle puisse venir sur la lèvre inférieure, et l'on ne doit pas autoriser une matrone à lui couper le filet sans que le médecin ait constaté la nécessité de cette opération, que quelques personnes pratiquent imprudemment sans indication.

On procède immédiatement et vivement à sa toilette : le bout resté du cordon est passé au travers d'une compresse de linge usé et troué à son centre, dont on replie une moitié sur lui; on le couche ainsi enveloppé sur le côté du ventre, où on le maintient par une ceinture large faisant une fois et demi le tour du corps, et se fixant par des cordons (on doit généralement préférer les cordons aux épingles, qui peuvent se détacher, se déplacer et blesser l'enfant).

On achève alors d'essuyer rapidement et bien exactement la tête, pour éviter un rhume de cerveau; on l'enveloppe successivement d'un premier béguin de toile fin, d'un second de finette ou même de flanelle quand le temps est rigoureux, et enfin d'un troisième d'étoffe légère, fixé de façon à ne pas comprimer le menton et à ne pas gêner les mouvements du cou et de la bouche. Ces trois bonnets sont suffisants, et c'est un abus d'en mettre davantage. Un léger fichu protége le cou et soutient légèrement la tête. Pour aucun motif on ne doit permettre à des matrones stupides de pétrir celle-ci, sous prétexte de lui rendre sa forme; cette pratique est aussi dangereuse qu'idiote.

Pour le corps, il faut d'abord une petite chemisette de linge usé qui ne descende pas jusqu'aux fesses pour éviter qu'elle soit trop souvent souillée et qu'il la faille changer fréquemment. On l'introduit dans un gilet de flanelle, et les deux ensemble dans une brassière en coton. Les manches de ce triple vêtement doivent être assez larges pour qu'on puisse aisément y introduire deux doigts, aller au devant du poignet de l'enfant et l'amener doucement au dehors.

Cette première partie de vêtement étant appliquée, on s'occupe du maillot. Celui-ci doit comprendre une couche de toile usée, un lange de coton de même longueur et un lange de laine d'un tiers plus long, entre lesquels on interpose quelquefois un troisième beaucoup plus court et qui, posé derrière les fesses, est destiné à absorber en partie l'urine. L'enfant est placé sur ces trois ou quatre pièces superposées, de façon à ce que, réunies à leur bord supérieur, elles enroulent l'enfant juste au-dessous des bras. Les deux premières, ainsi enroulées, sont fixées à la hauteur des aisselles, la partie inférieure de la couche enveloppe les jambes séparément, en les isolant l'une de l'autre, et se replie au devant des pieds; la partie inférieure du lange se referme et se replie en arrière le long des jarrets; enfin, le lange de laine, aussi refermé au devant du corps, est fixé en trois ou quatre places, et la portion inférieure, ramenée en avant, vient entourer et soutenir la partie inférieure du tronc.

Ces différentes pièces protégent suffisamment l'enfant contre le froid, en laissant libres les mouvements de la tête et des bras, et doivent, comme je l'ai dit, être fixées préférablement avec des cordons.

La toilette de l'enfant étant terminée, on lui donne, pendant que la mère prend quelques heures de repos, un peu d'eau tiède miellée ou sucrée, additionnée au besoin de quelques gouttes d'eau de fleurs d'oranger; puis on le met dans sa *barcelonnette.* Celle-ci doit être garnie d'un premier paillot en balles d'avoine ou de feuilles de fougères qui occupe le tiers inférieur du berceau, et d'un second paillot, semblable au précédent, mais moins épais et plus facile à changer quand il est souillé. On le recouvre d'un lange en guise de drap et d'un oreiller de crins léger sur lequel l'enfant est placé comme sur un plan incliné, penché sur le côté droit, pour que les flumes ou la boisson qu'il regorgerait s'écoulent facilement et ne lui retombent point dans la bouche.

Enfin, madame, dès que vous et votre enfant aurez goûté quelques heures de sommeil, vous tenterez de le mettre au sein. Cette présentation hâtive a l'avantage de faciliter la formation du mamelon, de donner à l'enfant ce premier lait purgatif destiné à faire évacuer les matières intestinales; d'appeler l'afflux du nouveau lait, d'atténuer considérablement la fièvre qui accompagne cet afflux quand on attend le troisième jour, et de prévenir également la distension et l'engorgement de la mamelle, qui se produisent aisément dans ce cas, et qui rendent la saisie du mamelon bien plus difficile.

SEPTIÈME LETTRE

ALLAITEMENT MATERNEL.

Dans les premiers jours, madame, vous devez éviter la position assise pour donner le sein, car elle pourrait vous fatiguer d'une façon dangereuse. Vous suivrez la coutume des Américaines, qui restent couchées, penchées sur le côté du sein qu'elles veulent donner, et, l'enfant étendu auprès d'elles, laissent, dans cette position, tomber le mamelon dans sa bouche, sans effort et sans fatigue.

Plus tard, quand vous pourrez vous asseoir sans inconvénients, voici comme vous vous y prendrez : vous soutiendrez l'enfant étendu sur le bras du même côté que le sein qu'il doit prendre; entre l'index et le médius de la main du côté opposé, vous saisirez la base du mamelon en pressant légèrement sur la glande, de façon à faire saillir le mamelon, à empêcher le sein de s'affaisser sur la figure de l'enfant, ce qui l'empêcherait de respirer, et enfin à aider à la sortie du lait et à éviter ainsi au nouveau-né une fatigue qui quelquefois le détourne du sein. Cette prise de mamelon est généralement facile; car, dès que l'enfant le sent contre sa langue, il le saisit, l'attire et le met en devoir de satisfaire à son besoin instinctif de succion.

Mais la chose présente parfois plus de difficultés : l'enfant crie et reste la bouche ouverte sans paraître s'apercevoir de la présence du mamelon. On doit, en pareil cas, lui en chatouiller les lèvres, le bout de la langue, l'enduire d'un peu de lait sucré et tâcher de lui en faire tomber quelques gouttes pour l'amorcer. Je n'ai pas besoin de dire qu'il faut toujours s'assurer que la succion lui est possible, et qu'il n'est pas blessé par quelque pièce du maillot.

D'autres enfants ne prennent pas le sein parce qu'ils demeurent comme endormis : ce sommeil doit être surveillé, parce qu'il est un signe de faiblesse ; s'il se prolonge au delà de trois heures, il faut les éveiller en leur pressant légèrement les joues, employer les mêmes agaceries que ci-dessus et, en cas d'insuccès, les découvrir, les exposer à un bon feu, les frictionner avec une flanelle sèche ou légèrement alcoolisée, leur taper doucement sur les fesses, profiter de leur premier réveil pour les mettre au sein, en les y surveillant et en ne leur permettant pas de s'y endormir sans y avoir pris une certaine quantité de lait. Il est souvent plus simple de recourir momentanément à une nourrice dont le lait coule très-facilement; mais il ne faut jamais se presser de leur tendre à boire avec la cuiller, car le tét, bien qu'instinctif, nécessite un certain effort, et l'enfant s'en déshabituera facilement si on use avec lui d'un procédé dont sa paresse s'accommode mieux.

D'autres enfants, au contraire, s'emparent d'emblée avec avidité du mamelon qui leur est présenté, et exercent sur lui des succions dont l'énergie a le double inconvénient d'exposer à des déchirures le mamelon encore peu endurci et d'amener, à défaut d'un lait suffisant, un liquide sanguinolent et même du sang pur dans la bouche du nourrisson. Quant à la fréquence de la mise au sein, elle varie nécessairement avec les conditions de santé de la mère et de l'enfant, les facilités dont on dispose, les moments de la journée, et il est difficile de tracer des règles générales à cet égard. Dans les premiers jours, les intervalles entre les allaitations doivent être de deux à trois heures ; mais vous devez vous attacher à les allonger progressivement pour arriver à les faire de quatre heures et à ne plus donner le sein, au bout de six semaines, que cinq fois dans la journée, la première vers six heures du matin, et la dernière vers neuf heures du soir.

Vous devez surtout vous attacher à apporter la plus grande régularité dans la distribution de ces repas : les organes des enfants sont plus susceptibles encore que ceux des grandes personnes de se prêter à la réglementation de leurs fonctions ; et rien n'est plus capable de leur délabrer l'estomac que la coutume de leur donner le sein à tout propos, et de les charger ainsi d'une nouvelle quantité d'aliments avant que ceux qui ont été pris antérieurement aient pu être digérés.

Dans le principe, ils se débarrassent plus ou moins par des régurgitations spontanées ; mais cette fatigue, chaque jour renouvelée, doit nécessairement amener des troubles graves. D'autre part, le lait lui-même, ainsi que je vous l'ai dit, devient plus abondant et plus riche à mesure qu'il est pris plus souvent, ce qui rend sa digestion encore plus laborieuse, et menace le sein d'engorgement ; il afflue parfois avec une telle abondance à l'approche de la bouche de l'enfant, qu'il l'engoue et l'expose à en être suffoqué.

Il est important, madame, que vous soyez convaincue, ainsi que bon nombre d'autorités l'ont établi, que les cris de l'enfant n'expriment pas nécessairement une souffrance, qu'ils ne sont le plus souvent pour lui que le jeu d'une fonction à laquelle il s'exerce et qui, dans des limites raisonnables, contribue au développement de sa poitrine. Si vous voulez être bonne nourrice, vous vous habituerez à ne pas vous en laisser émouvoir.

J'ai fixé vers neuf heures du soir la dernière allaitation; vous devez vous attacher de bonne heure à accoutumer votre enfant à ne pas prendre le sein pendant la nuit.

Il importe, en effet, que vous puissiez jouir de sept à huit heures d'un sommeil non interrompu et véritablement réparateur, et que des insomnies continuelles ne viennent pas altérer votre lait en altérant votre santé. Et pour l'enfant lui-même, j'invoquerai encore ici l'analogie avec ce qui se passe chez les grandes personnes, où la nature sollicite évidemment les organes digestifs à un sommeil plus ou moins prolongé pendant la nuit. Il n'y a pas de raison pour qu'il en soit autrement pour l'enfant dont, au contraire, l'estomac se repose et répare ses forces dans cette inaction, pendant que le lait devient par son séjour dans la glande plus léger, plus facile à digérer, et par conséquent merveilleusement propre au premier repas du nourrisson.

Dans les premiers temps, cependant, sa faiblesse générale peut nécessiter la prise d'une petite quantité de lait pendant la nuit; mais que le lait administré soit coupé d'eau et tout à fait dépourvu de sucre, de façon à ce que la friandise du nouveau-né n'y trouve pas son compte. Il faut d'ailleurs tendre constamment à sa suppression complète, et si l'épreuve est trop dure pour vous et compromet votre sommeil, il est préférable que vous vous sépariez la nuit de votre enfant, et que vous le confiiez aux soins d'une personne sûre.

Mais sous aucun prétexte vous ne devez jamais prendre votre enfant auprès de vous la nuit et le laisser s'endormir à votre sein. Cette coutume détestable a eu les plus tristes résultats : des mères et des nourrices imprudentes ont ainsi trouvé leurs nourrissons étouffés auprès d'elles ; et alors même qu'un semblable malheur vous serait épargné, la succion instinctive et incessante de l'enfant amène dans son estomac un lait qui le gorge, le fatigue et ne tarde pas à le compromettre, pendant que le mamelon, tiraillé sans trève, s'irrite, se déchire et devient douloureux.

Vous devez également vous abstenir de donner le sein immédiatement après une émotion vive, telle qu'une frayeur et une contrariété violente : car si la négligence de cette précaution n'a pas toujours eu des suites graves, des faits incontestables prouvent que le lait peut être profondément troublé dans ces circonstances, qu'il peut provoquer des accidents sérieux chez le nourrisson, et qu'il est plus sage de l'évacuer artificiellement.

La quantité de lait prise en un tèt varie beaucoup avec les différents sujets et avec l'âge, chez le même sujet. Dans les premiers jours, l'enfant fait six à huit efforts de succion, s'arrête, puis reprend ; mais au bout de quelques jours il doit prendre en moyenne 60 grammes (deux onces) à chaque allaitation de façon à arriver à 250 ou 300 grammes (un quart ou un tiers de litre) vers cinq mois.

Ce détail importe peu si votre enfant se développe d'une façon satisfaisante ; mais dans le cas contraire, surtout si ses mouvements de succion sont rares et peu énergiques, il peut y avoir intérêt pour vous à vous en assurer, et le moyen le plus sûr et le plus simple à la fois consiste à le peser immédiatement avant et immédiatement après une prise de sein, et à constater ce qu'il aura acquis en poids. Dans ce cas, des pesées de huit en huit jours peuvent fournir également d'utiles renseignements, et l'on doit s'inquiéter d'un nourrisson qui ne gagne pas en poids un kilogramme et démi dans un mois.

Vous ne devez jamais donner ni laisser donner à votre enfant ces détestables *sucettes* composées de pain et de lait sucré, serrées dans un morceau de linge, et qu'on leur met dans la bouche pour les amuser. Le contenu s'aigrit, se corrompt, et l'air aspiré constamment fatigue l'estomac.

Vous devez, en un même repas, offrir vos deux seins à votre enfant, et si vous remarquez qu'il ait une préférence marquée pour l'un des deux, vous devez lui présenter l'autre en premier lieu.

J'ai parlé de l'importance de votre sommeil; j'ajouterai que votre nourriture doit être bonne, pas trop épicée ; vos repas, plutôt fréquents que copieux; que vous devez chercher l'air frais et pur, autant que possible.

Vous devez protéger vos seins contre l'action du froid, en les couvrant suffisamment ; éviter soigneusement qu'ils restent mouillés par le lait ou la salive ;

ne jamais donner le sein dans un endroit froid et humide; les soutenir par un corset à larges godets s'ils sont très-volumineux, et parfois, si votre lait s'épanche spontanément d'une façon trop abondante, loger le mamelon dans un flacon à large goulot qui puisse le recevoir.

Une fâcheuse complication de l'allaitement, ce sont les excoriations et les gerçures du mamelon; elles donnent lieu pour la mère à des douleurs excessivement vives, et exposent l'enfant à sucer du sang et du liquide sanieux qui recouvre les petites plaies. On cherche à les prévenir en lotionant les seins avec une décoction astringente, un peu alcoolisée; en essuyant le mamelon très-exactement quand l'enfant l'a abandonné; en présentant l'un et l'autre alternativement; en veillant à ce qu'il soit facile à saisir, et ne nécessite pas des efforts de succion violents de la part de l'enfant. Quand, malheureusement, l'affection s'est déclarée, on donne l'autre sein, si un seul est malade; on ne livre ce dernier que protégé par un bout-de-sein; on le traite par de l'eau blanche, de la pommade au tannin, au ratanhia, des teintures balsamiques, et au besoin par le crayon au nitrate d'argent. Il est souvent utile de se faire suppléer en partie par une nourrice ou, à son défaut, de recourir momentanément au biberon. Dans tous les cas, vous devez ne tenter aucun moyen sans l'avis de votre médecin, et veiller à ce que le nourrisson ne soit pas exposé à absorber quelque préparation nuisible que vous auriez négligé d'enlever.

Une autre circonstance capable de rendre l'allaitement fort difficile, c'est un rhume de cerveau contracté par l'enfant dans les premiers jours de la vie. Cette complication est réellement sérieuse, en obstruant le nez et ne permettant pas au nourrisson de respirer pendant qu'il tète. Il faut lui faire abandonner le mamelon de temps en temps, lui nettoyer les fosses nasales avec un petit linge roulé, imprégné d'une décoction émolliente ou légèrement astringente, et enduire le nez d'un peu de suif; mais souvent on est obligé de suppléer au tét, fort imparfait, par l'administration, à l'aide d'une petite cuiller, d'une certaine quantité de lait coupé.

Une légère indisposition, même une affection plus sérieuse, ne sont pas toujours des motifs suffisants pour renoncer à nourrir; après trois semaines et même un mois de suspension, le lait reparaît fort bien à l'appel du nourrisson, et il ne faut jamais négliger de le tenter.

HUITIÈME LETTRE

ALLAITEMENT PAR UNE NOURRICE OU LE BIBERON.

Si, pour une des causes que nous avons examinées, et sur lesquelles votre médecin aura toujours à se prononcer, vous devez, madame, renoncer à nourrir votre enfant, au moins essentiellement et pendant un laps de temps assez long, vous devez choisir une personne qui vous remplace aussi exactement que possible.

Vous devez, par conséquent, rechercher, autant que faire se pourra, une femme dont l'accouchement ne soit pas de plus de six semaines antérieur au vôtre, dont la constitution, le tempérament, la stature, la physionomie se rapprochent des vôtres; car ces similitudes générales emportent une probabilité d'analogie entre le sang de cette femme et le vôtre, entre son lait et le vôtre. Ainsi, vous ne vous préoccuperez pas de chercher une brune, vive, d'apparence robuste, et telle qu'on se plaît généralement à représenter le type de la parfaite nourrice.

Il est néanmoins indispensable que sa santé soit bonne, que les qualités de son lait ne soient compromises par aucun vice, aucune prédisposition, aucun germe de maladie susceptible d'être transmis, et c'est pourquoi, si vous voulez arriver à une sécurité assez complète, vous devez exiger qu'elle soit minutieusement examinée par votre médecin.

Ce qu'il vous importe à vous de rechercher, c'est qu'elle soit âgée de vingt ans au moins et de trente-cinq ans au plus, intelligente, d'humeur facile, calme, propre, qu'elle n'exhale aucune odeur, soit complétement remise de ses couches et encline à aimer les enfants.

Elle doit allaiter votre enfant auprès de vous ou, si cela est impossible, dans un rayon qui vous permette d'exercer sur elle une surveillance efficace, et de l'empêcher d'allaiter deux nourrissons à la fois.

Vous devez lui faire appliquer, et avec autant d'exactitude que vous en pourriez mettre vous-même, toutes les règles que je vous ai tracées dans ma lettre précédente.

Dans le cas où son lait serait sensiblement plus âgé que le vôtre, plus riche, et qu'il y aurait lieu de craindre qu'il soit trop lourd à digérer pour votre enfant, vous espaceriez suffisamment pendant les premiers jours les prises du sein, et vous les alterneriez avec celle d'un peu d'eau sucrée, trois ou quatre fois dans la journée.

La nourrice doit donc apporter, aussitôt que possible, la plus grande régularité dans les repas du nourrisson ; seulement, plus robuste et plus rompue à la fatigue, elle pourra donner le sein la nuit, mais rarement, de moins en moins et en tendant toujours à la suppression complète. Pour donner le sein la nuit, elle doit se lever et ne pas prendre l'enfant sur son lit; elle risque de s'endormir et de l'étouffer.

Gardez-vous de donner immédiatement à votre nourrice une alimentation trop substantielle et qui diffère trop de celle à laquelle elle était soumise jusqu'à ce moment; le brusque changement et cet excès de nourriture sont de nature à troubler ses digestions, son repos et, par suite, son lait, qui, au lieu d'en recevoir une influence favorable, pourrait diminuer et même se tarir tout à fait. Pour éviter également les inconvénients du passage d'une vie active à une vie plus ou moins sédentaire, occupez-la à différents ouvrages et faites-la sortir avec l'enfant aussi souvent que possible.

Malgré ces précautions, il peut survenir dans sa santé des indispositions que, comme je vous en ai prévenue, elle cherchera à vous dissimuler, telles que de la constipation, de la diarrhée, le retour de ses règles, etc. Il est important que votre attention reste toujours éveillée de ce côté, et qu'au besoin vous examiniez le linge et les urines de cette femme.

Vous devez traiter avec douceur celle qui donne son lait à votre enfant, ne pas exiger d'elle des services pénibles ou des soins trop minutieux, ne pas l'assujettir à une tenue, à une contrainte continuelle qui équivaudraient à une véritable captivité, et qui pourraient influer sur son humeur et sur sa santé; mais, en revanche, il faut prendre garde de vous en laisser dominer, de subir toutes ses exigences, ou de céder à ses préjugés sur les détails importants. Soyez juste, mais inflexible en ce qui concerne les règles que je vous ai tracées et ne vous laissez pas émouvoir par ses menaces de vous quitter. Un changement de nourrice n'a pas la gravité qu'on lui attribue, et la seule précaution, après avoir fait un nouveau choix convenable, est de ne signifier son renvoi qu'au dernier moment, à celle que l'on congédie.

La réapparition des règles chez une femme qui nourrit n'a pas non plus l'importance qu'on y attache généralement, tout au plus réclame-t-elle une diminution des allaitations si, pendant la période menstruelle, on observe des changements dans la santé de l'enfant.

Une grossesse nouvelle permet rarement à la mère de continuer à nourrir; survenant chez la nourrice, elle exige son remplacement immédiat.

Enfin, madame, puisqu'il est des cas où, momentanément du moins, il est impossible de donner à un enfant le lait d'une femme, examinons rapidement la meilleure façon de lui administrer un liquide qui s'en rapproche.

Je vous déconseille l'usage de la timbale qui, comme je vous l'ai déjà dit, déshabitue rapidement l'enfant de sa tendance instinctive à teter, tendance qu'il est si important de lui conserver. De plus, le lait donné à la cuiller traverse trop rapidement la bouche et ne se mêle pas assez à la salive, si favorable à sa digestion.

Le meilleur appareil est le biberon composé d'un réservoir en verre épais, et d'un embout en bois ou en gutta-percha.

Vous devez préférer le lait que vous pouvez le plus aisément vous procurer de bonne qualité, ordinairement le lait de vache. Il devra, pendant les six premières semaines, être coupé de façon à mitiger sa trop grande richesse, et pour cela l'eau pure est préférable à toutes les décoctions d'orge, de gruau et autres qui chargent toujours plus ou moins péniblement l'estomac. La quantité d'eau ajoutée sera dans le principe double de celle du lait, puis égale, puis moindre. Dans ce cas, il sera mieux, si vous le pouvez, d'employer le lait de première traite qui, nous l'avons vu, est moins riche que celui qui lui succède, et vous le donnerez pur. Je vous engage à ne pas y ajouter de sucre ; outre ses propriétés nourrissantes, le sucre rend le lait ainsi préparé plus friand pour l'enfant, qui perd par là le goût du lait du sein. Cependant le docteur Caron affirme qu'une longue expérience lui a démontré que l'addition d'une très-petite quantité de sucre et de sel à la fois donne au lait une bien plus grande digestibilité, et vous pouvez en essayer sans inconvénients.

On ne doit mettre dans le biberon que la quantité de lait nécessaire à un repas (c'est-à-dire 50 grammes environ dans les premiers jours), et augmenter graduellement, pour arriver à 80 et 100 grammes par repas.

On doit donner au liquide une température de 36 degrés environ, en plongeant le biberon dans de l'eau chaude, ou bien, la nuit, en le chauffant à une veilleuse bien disposée. On doit présenter l'appareil suffisamment incliné à l'enfant, de façon à ce qu'il en recueille du lait pur et éviter qu'il aspire en même temps de l'air qui, en certaine quantité, pourrait troubler sa digestion.

L'appareil doit être démonté, vidé et nettoyé, chaque fois qu'on s'en est servi, et jamais il ne faut ajouter du lait frais au reste d'un repas antérieur; le lait resté dans le biberon devient acide et aigrit celui qu'on ajoute.

Du reste, de même que dans l'alimentation au sein, il faut tendre à la régularité des repas et à leur suspension pendant la nuit, et proscrire tout aussi rigoureusement l'usage des *sucettes*, dont on est plus porté à faire usage dans ce mode d'alimentation que dans les autres.

NEUVIÈME LETTRE

DENTITION ET SEVRAGE.

Le lait maternel, plus ou moins suppléé au besoin par du lait étranger, doit constituer la nourriture exclusive de l'enfant pendant cinq et même six mois. Au moins, dans la majorité des cas, son abondance et sa richesse croissantes permettent qu'il en soit ainsi. D'un autre côté, si, au delà de ce terme, on ne donne que le sein jusqu'à dix ou douze mois, par exemple, il devient fort difficile de les disposer à prendre une autre alimentation, et on augmente les difficultés du sevrage.

C'est donc, madame, vers cinq ou six mois, si votre enfant se porte bien, que vous tenterez d'un nouveau régime; vous commencerez par de petites soupes fort légères, délayées, dont le lait forme la base et dans lesquelles vous ajouterez progressivement de petites quantités de farine de riz, d'arowroot, de semoule, de pain de froment séché au four et grossièrement émietté. Ces soupes doivent être cuites avec soin et administrées tièdes. Dans le principe, vous donnerez une de ces soupes par jour, puis deux, puis enfin trois, graduellement épaissies.

Vous devez continuer l'allaitement au sein concurremment avec ces petits potages jusqu'à vers quinze ou dix-huit mois, c'est-à-dire pendant un laps de temps double de celui qui s'est écoulé depuis la naissance jusqu'à ce commencement d'alimentation nouvelle. C'est surtout le matin, comme premier repas, qu'il convient de donner votre lait, et même un peu après chacune de ces petites soupes, pour les délayer dans l'estomac à l'aide d'un aliment auquel il est depuis longtemps accoutumé. Cette pratique plaît aux enfants qui, disent les matrones, *boivent ainsi leur petite goutte après le repas.*

C'est en ce moment qu'il faudra absolument sevrer l'enfant la nuit, si ce n'est pas encore fait, car son alimentation, plus copieuse le soir, lui permet d'attendre aisément le matin suivant.

Vers cinq, six ou sept mois commence l'orageuse période de la dentition, mais avec des exceptions comprises entre trois ou dix-huit mois pour l'apparition de la première dent.

Quoi qu'il en soit, ce travail est presque toujours annoncé par des modifications importantes dans la santé de l'enfant; il perd l'appétit, rend une salive abondante, porte les doigts et tout ce qu'il saisit à la bouche et cherche à les mordiller. Ses gencives sont gonflées et sensibles ; son humeur s'altère, il devient irritable ; sa peau est chaude, souvent il survient de la diarrhée et une fièvre plus ou moins accusée, parfois une agitation très-grande, voire même des convulsions. Ces différents troubles persistent tout le temps que les dents, en voie d'évolution, mettent à se dégager de la gencive qui les recouvre.

Les dents apparaissent dans un ordre assez régulier, et, sans entrer à cet égard dans de grands détails, j'appellerai votre attention seulement sur cette particularité : que cette sortie des dents n'a pas lieu coup sur coup, mais qu'elle s'effectue par groupes; que ces groupes sortent à des époques assez bien déterminées et qui sont séparées par des intervalles plus ou moins longs pendant lesquels l'enfant se rétablit et se fortifie. Ces périodes peuvent être ramenées à cinq : les trois premières séparées par des intervalles de six semaines à deux mois; la quatrième, séparée de la troisième par un intervalle de quatre mois et par un intervalle d'environ dix mois de la dernière, qui n'a guère lieu avant l'âge de deux ans.

Ce sont ces intervalles, plus ou moins raccourcis par la durée d'une évolution, qu'il importe d'utiliser pour rasseoir la santé de l'enfant.

Comme son appétit disparaît alors presque totalement, on supprime les potages, et on ne lui conserve que le sein, et même avec modération. On peut sans inconvénient lui laisser mâchonner une racine de guimauve ou de réglisse; mais c'est un préjugé de croire qu'il faille respecter la diarrhée qui accompagne souvent cette période, pas plus que la constipation et les catarrhes, auxquels on n'attache pas généralement assez d'importance.

Dans les intervalles, on augmente progressivement sa nourriture solide, on ajoute successivement à ses soupes, et graduellement, un œuf peu cuit, du bouillon, une croûte de pain trempée dans un peu d'eau rougie, enfin un os de volaille à sucer, etc.....

Mais jamais on ne doit tenter de sevrer un enfant avant qu'il ait ses deux premières dents, et on ne peut même s'y risquer immédiatement après sans les motifs les plus sérieux. Ce n'est qu'entre la quatrième et la cinquième poussée dentaire, c'est-à-dire vers quinze ou dix-huit mois, qu'il convient de tenter le sevrage complet de l'enfant, qui, à ce moment, possède déjà dix dents, et a un intervalle de quatre mois de repos pour consolider définitivement sa santé.

Quand approche le moment du sevrage complet, il faut, à mesure qu'on augmente l'alimentation solide, espacer de plus en plus les allaitations, de façon à ce que l'enfant se déshabitue progressivement du sein, pendant que, d'autre part, la rareté des sollicitations diminuera l'abondance du lait et en préviendra les engorgements, que provoquent souvent les brusques suppressions. Si l'enfant n'y renonce pas aisément, on le dégoûte assez facilement du mamelon en l'enduisant d'un peu d'aloës, d'extrait de gentiane ou de quinquina.

L'usage pour les nourrices de purger à ce moment n'a rien que de très-rationnel et, en tous cas, ne peut leur nuire.

DIXIÈME LETTRE

HYGIÈNE DE LA PREMIÈRE ENFANCE.

A. — Toilette.

Les enfants doivent être lavés complétement tous les jours, et vous veillerez, madame, à le faire avant de donner le sein, pour éviter que la digestion du premier repas soit troublée.

Dans les premiers temps, vous vous servirez d'eau légèrement tiède, surtout pendant les jours rigoureux ; mais vous arriverez graduellement à n'employer l'eau qu'à la température de la chambre, et cette température elle-même doit toujours être d'au moins 15° centigrades pendant le premier mois.

L'eau doit être largement employée et être rendue légèrement savonneuse pour les parties qui sont souvent souillées par les déjections, ainsi que pour les différentes régions où il y a des replis. Elle doit être appliquée à l'aide d'une éponge fine que l'on promène avec ménagement, et à laquelle succède un linge doux et sec, avec lequel on essuie bien exactement.

Quand le bout de cordon ombilical est tombé, la plaie doit être soigneusement nettoyée, lotionnée avec un peu d'eau blanche, saupoudrée d'un peu de poudre de quinquina ou de charbon si elle présente une odeur fétide, puis maintenue pendant quelque temps par une ceinture pour prévenir les frottements ou la formation d'une hernie.

Les pièces de la toilette et du maillot doivent être renouvelées chaque fois qu'elles sont souillées, et chaque fois l'enfant doit être ablutionné et non simplement essuyé! Si vous ne pouvez le faire immédiatement, comme à la promenade, il y faut procéder dès que la chose est possible.

Cette constante et minutieuse propreté est le meilleur moyen de prévenir l'irritation de la peau si impressionnable du nouveau-né. Dès que, néanmoins, vous en remarquerez les premiers signes, il faut, après avoir essuyé doucement la région, mais aussi exactement que possible, la saupoudrer avec un peu de poudre d'amidon, de riz, à laquelle on ajoute au besoin une faible proportion de poudre d'écorce de chêne.

La tête de votre enfant exige des soins tout particuliers, et doit être débarrassée d'une façon scrupuleuse de la crasse qui tend à s'y former. C'est un préjugé dangereux de croire qu'elle doit être respectée : son épaississement et les croûtes qui en résultent, le travail qu'elles engendrent augmentent la tendance du sang à se porter vers la tête et prédisposent par conséquent aux plus graves accidents. Pour les enlever, on les enduit d'une petite quantité d'huile, dont on les laisse s'imprégner pendant quelques heures, pendant une nuit, puis on les lotionne avec de l'eau tiède et savonneuse, et, après les avoir bien essuyées, on les brosse légèrement avec une brosse de chiendent à longs brins.

B. — Bains.

Dès la seconde semaine, plongez votre enfant au moins tous les trois jours dans un bain tiède, à la température de votre bras que vous y plongez jusqu'au coude. Vous ne l'y laisserez que deux ou trois minutes dans le principe, et arrivez graduellement à l'y laisser huit à dix minutes vers l'âge de huit mois. Outre la détente générale que cette immersion procure à l'enfant, elle l'habitue et le prépare à l'administration de bains plus actifs quand il devient nécessaire d'y recourir.

C. — Du sommeil et du coucher.

Pendant les premiers jours, l'enfant n'interrompt guère son sommeil que pour réclamer le sein; mais peu à peu ses moments de veille se multiplient, s'allongent; à deux mois, il ne prend plus de repos véritable que deux à trois fois pendant le jour, et cela, d'ailleurs, d'autant plus rapidement et plus facilement qu'il a été formé de bonne heure à ne pas interrompre son sommeil la nuit.

Je vous ai dit, madame, quelle devait être la disposition de la couche ; j'ajouterai qu'elle doit être garnie de rideaux légers, propres à la préserver des courants d'air ou d'une lumière trop vive, mais toujours assez largement ouverts pour permettre la facile circulation de l'air. Autant que possible, la tête de ce berceau sera placée du côté du jour, afin que celui-ci ne frappe pas trop vivement la figure de l'enfant, en évitant surtout qu'il arrive de côté, ce qui porte l'enfant à le chercher et peut amener une déviation des yeux.

La température de la chambre doit être suffisante, mais il ne faut pas recouvrir votre enfant de couvertures et d'édredons qui l'amollissent, lui procurent des transpirations qui le fatiguent, l'épuisent et le prédisposent à des refroidissements dangereux.

Les pièces de la couchette doivent, comme celles du maillot, être changées chaque fois qu'elles sont souillées.

N'habituez pas votre enfant à s'endormir sur vos bras, ou au balancement de la barcelonnette ; au contraire, accoutumez-le de bonne heure à y être mis tout éveillé, à y attendre patiemment le sommeil, et à s'endormir au milieu du bruit, c'est-à-dire que l'on puisse aller et venir dans sa chambre, ouvrir et fermer les portes sans crainte de l'éveiller. Ici encore il ne s'agit que d'une habitude facile à lui faire contracter et qui vous évitera souvent la perte d'un temps précieux. Je vous rappellerai à cet égard que c'est en résistant à ses exigences la nuit que vous le formerez à un sommeil suffisamment prolongé et réparateur.

Il ne faut pas le secouer, l'exciter, l'agiter de quelque

façon que ce soit au moment de le mettre au lit, surtout quand il commencera à avoir de véritables impressions, car vous vous exposez à retarder son sommeil ou à le rendre agité. Vous devez veiller, d'autre part, à ne pas l'éveiller trop brusquement.

D. — Vêtements, promenades et exercices.

Au bout de six semaines à deux mois, on supprime le maillot que nous avons décrit, pour rendre aux membres la liberté de leurs mouvements, ou leur substituer des robes, des vêtements longs, qui préservent l'enfant du froid, mais en évitant de le surcharger et de l'emmitouffler de façon à gêner ses mouvements et à le rendre trop impressionnable aux influences de la température. Il ne faut pas lui charger la tête de lourds bonnets, ni de ces bourrelets énormes qui ne le préserveront de rien et le rendront inutilement craintif. Vous devez, au contraire, dans l'intérieur de l'habitation, l'accoutumer progressivement à avoir la tête nue. Quant à l'air pur et frais, on peut dire qu'il est pour l'enfant un aliment aussi indispensable que le bon lait, et qu'il doit lui être généreusement administré. Que la chambre où vous l'élèverez soit spacieuse, bien éclairée, facile à ventiler, exposée vers le midi ou l'ouest autant que possible, d'une température entre 15 à 18 degrés centigrades. La nuit il n'y doit coucher que la personne à qui il est confié, et pendant le jour même, on doit y éviter la réunion de beaucoup de personnes à la fois.

Quand la saison est froide, l'enfant ne doit pas sortir

avant quinze jours; en été, il le peut vers le dixième. Mais quand il sera sorti une fois, vous devez vous attacher à ce qu'il sorte tous les jours sans vous laisser trop arrêter par les mauvais jours, par un petit rhume, par une légère indisposition. Avec de la bonne volonté, il vous sera difficile de ne pouvoir trouver en un jour au moins une heure favorable; en hiver vous préférerez le milieu du jour, et en été plutôt le matin, et après midi, après que la grande chaleur est tombée.

Pour ces promenades l'enfant doit être vêtu de façon à être garanti du froid, et pourvu d'un voile en gaze légère pour ne pas recevoir l'action trop immédiate de l'air extérieur. La promenade repose les enfants, les calme, leur donne un appétit plus vif, les prédispose au sommeil, et les endurcit contre les influences du dehors; c'est souvent le meilleur moyen de hâter la guérison des petites indispositions pour lesquelles trop souvent on les en prive.

Vers l'âge de trois mois votre enfant réclamera des mouvements plus étendus; vous pourrez le soutenir avec vos mains sous ses bras, et laisser ses petites jambes s'agiter en simulacre de marche. Vous le mettrez dans une chambre, d'une température convenable, sur un tapis où vous l'abandonnerez à toutes les évolutions qu'il tentera, le laissant se cramponner lui-même à quelque meuble pour arriver peu à peu à se tenir debout. Les bourrelets, les brassières avec lesquelles on les soutient, les charr'ots et les paniers dans lesquels on les emprisonne, les gênent, les compriment, et doivent être proscrits comme plus nuisibles qu'utiles. Au contraire les difficultés mêmes que les enfants rencontrent dans l'exercice de leurs mouvements les rend plus adroits, fortifient leurs organes, et développent leur santé générale.

De cette façon, d'ailleurs, vous ne vous assujettissez pas à en être constamment embarrassée, et vous pouvez, tout en le surveillant avec facilité, consacrer une partie de votre temps et de vos soins à d'autres occupations.

ONZIÈME LETTRE ET DERNIÈRE

Je ne crois pas, madame, pouvoir terminer ces conseils sans vous indiquer quelques moyens utiles et innocents auxquels vous aurez recours dans les indispositions légères et les petits accidents qui s'observent si souvent dans la première enfance ; mais je commence par vous déclarer que je désapprouve toute médication ou tout remède un peu énergique appliqué sans l'avis du médecin, et bon nombre d'enfants périssent ou restent estropiés pour la vie, victimes des pratiques de certaines commères qui se posent en *guérisseuses*.

Nous avons parlé des rhumes de cerveau et des irritations de la peau ; examinons quelques autres points : la *diarrhée* légère se combat avec un peu d'eau de riz, l'infusion d'orgentine additionnée d'un tiers de lait, des lavements d'eau amidonnée ou de décoction d'orgentine. Si les selles deviennent verdâtres, on donne deux ou trois petites pincées de poudre de craie dans le lait sucré, des lavements avec l'infusion de fleurs de camomille, et on recouvre le ventre de légers cataplasmes de farine de lin, surtout s'il y a des *coliques*. Contre la *constipation* on a recours à une petite quantité de miel

4*

ou de manne dans les boissons, à de petits cônes de savon blanc introduits dans l'anus, à des lavements d'eau de graines de lin, additionnés d'un peu d'huile d'olives ou de sirop de boulanger (mélasse). Si l'enfant prend déjà des potages farineux, on se trouve fort bien d'y ajouter un quart environ de son. Dans aucun cas vous ne devez vous risquer à lui administrer un vomitif ou un purgatif sans l'avis préalable de votre médecin.

La *hernie ombilicale*, si fréquente chez les enfants criards, doit être prévenue en habituant les enfants à ne pas crier ; c'est-à-dire, comme nous l'avons vu, en ne prenant nulle garde à leurs petites colères. Quand elle s'est produite, on la maintien avec une plaque de carton, de plomb ou de cuir bouilli, fixée par une bande de toile ou de sparadrap, qui fasse au moins une fois et demie le tour du corps ; quand ce moyen est insuffisant, il faut recourir à un bandage spécial avec ressort.

Les *insomnies* de certains enfants alarment les parents, par l'impossibilité de trouver la cause de leurs cris et de l'effroi qu'ils témoignent. Il faut avec ces enfants redoubler de précautions pour ne pas les agiter au moment de les coucher, abréger leur sommeil de la journée, leur faire prendre de grands bains tièdes, ou au moins leur plonger les mains et les bras dans une cuvette remplie d'eau tiède ; quand leur alimentation le permet, un très-bon moyen consiste à leur administrer le soir une petite soupe chaude, composée d'un quart ou d'un tiers de bière légère pour trois quarts ou deux tiers d'eau.

Les petites *blessures*, les petites égratignures ne réclament d'autre soin que la propreté, et, de bonne heure, affectez de ne pas vous retourner pour les *bobos* de votre enfant. Votre émotion ne peut qu'augmenter la sienne, et celle-ci peut aller jusqu'à la perte du sentiment et réclamer la projection d'un peu d'eau froide sur la figure. Si le sang coule un peu abondamment, arrêtez-le avec un petit linge serré et recouvert, au besoin, de quelques toiles d'araignées bien secouées.

Les *brûlures* réclament plus d'attention à cause des vives douleurs qu'elles provoquent : on les calme avec des compresses d'eau fraîche, de la râpure de pommes de terre, ou un peu de gelée de groseilles. Pour peu que ces brûlures présentent quelque gravité, recourez de suite à un médecin, tant pour soulager les souffrances que pour prévenir de sérieuses complications, et surveiller les brides qui se forment à leur cicatrisation et peuvent entraîner de véritables difformités.

Parfois, soit à cause de l'impétuosité avec laquelle le lait s'échappe, soit sans cause appréciable, l'enfant s'*engoue*, semble prêt à suffoquer, et présente un état qui paraît alarmant. Heureusement la gravité de l'accident ne répond pas à l'apparence : il faut néanmoins, dans le premier cas, ne pas laisser l'enfant saisir le mamelon avec avidité, et avant d'en avoir exprimé un premier jet de lait ; on lui donne un peu d'eau fraîche, on le secoue légèrement et, au besoin, on peut titiler la luette et provoquer le vomissement ; mais, en aucun cas, on ne doit lui donner des tapes dans le dos, ni surtout le suspendre la tête en bas.

La vicieuse manière de tenir les enfants par un seul de leurs petits bras amène parfois une affection toute spéciale, une douleur vive avec impuissance de remuer le membre, au point qu'on croit à une fracture ou à une luxation. Heureusement il n'en est rien ; un jour ou deux d'immobilité du bras et quelques frictions excitantes suffisent, mais on doit néanmoins éviter ce qui peut provoquer cet accident.

Les ophthalmies, les maux d'oreilles, les plaies un peu sérieuses, les catarrhes avec fièvre, les chutes graves, etc., etc., en un mot, tout ce qui sort du cadre que nous venons de parcourir, ne peut, sans imprudence, être abandonné au hasard, encore moins au savoir faire de certaines matrones, et réclame l'intervention du médecin.

Enfin, madame (et je ne saurais mieux terminer que par ce conseil), si jeune que soit votre enfant, sachez voir en lui ce qu'il doit être et le faire ce que vous voulez qu'il soit ; que, dès les premiers jours, il connaisse votre autorité douce et ferme ; que ses cris, ses impatiences et ses colères, quels qu'en soient les motifs, quelle qu'en soit la violence, ne rencontrent jamais en vous que la résistance absolue, mais impassible et exempte de tout ce qui pourrait ressembler à de l'emportement.

FIN.

Paris. — Imp. Félix Malteste et Cie, rue des Deux-Portes-Saint-Sauveur, 22.

TABLE DES MATIÈRES

www.ingramcontent.com/pod-product-compliance
Ingram Content Group UK Ltd.
Pitfield, Milton Keynes, MK11 3LW, UK
UKHW020208200726
13856UKWH00004B/1264

9 782013 071185